I0435457

Mindfulness

per

principianti

by

P.L. Pellegrino

<u>Vuoi leggere altri libri come questo GRATIS?</u>
http://bit.ly/miglioralatuavita

Copyright 2016

Tutti i diritti riservati

NOTE DELL'AUTORE: DISCLAIMER & COPYRIGHT

Le informazioni riportate non sono consigli medici e potrebbero non essere accurate. I contenuti hanno solo fine illustrativo e non sostituiscono il parere medico.

L'autore di questo libro non dispensa consigli medici né prescrive l'uso di alcuna tecnica come forma di trattamento per problemi fisici e medici senza il parere di un medico, direttamente o indirettamente.
L'intento dell'autore è semplicemente quello di offrire informazioni di natura generale per aiutarti nella tua ricerca del benessere fisico, emotivo e spirituale.
Nel caso in cui dovessi usare le informazioni contenute in questo libro per te stesso, che è un tuo diritto, l'autore non si assume alcuna responsabilità delle tue azioni.

Questo libro può contenere voci su argomenti medici, curativi, o riconducibili a pratiche con scopi terapeutici (pseudoscienza, medicina popolare, ecc.): non sussiste alcuna garanzia che le *informazioni riportate siano accurate, corrette, precise o che non contravvengano alla legge. Inoltre, anche se l'informazione fosse da un punto di vista generale corretta, potrebbe non riferirsi ai sintomi manifestati da parte di chi legge. Ancora, persone diverse che presentino gli stessi sintomi molto spesso necessitano cure differenti, per via della complessità di alcuni casi clinici.*

Le informazioni fornite sono di natura generale e a scopo puramente divulgativo, pertanto non possono sostituire in alcun caso il consiglio di un medico (ovvero un soggetto abilitato legalmente alla professione), o, nei casi specifici, di altri operatori sanitari (odontoiatri, infermieri, psicologi, farmacisti, veterinari, fisioterapisti, etc.).

Le nozioni e le eventuali informazioni riguardanti procedure mediche, posologie e/o descrizioni di farmaci o prodotti presenti nelle voci hanno fine unicamente illustrativo e non permettono di acquisire la manualità e l'esperienza indispensabili per il loro uso o la loro pratica. La Legge italiana obbliga colui che osservi persone in condizione di rischio di vita a prestare soccorso nei limiti delle proprie capacità; si tenga però presente che manovre errate o inappropriate possono causare lesioni gravi permanenti o il decesso, e che di questi esiti infausti risponde chi sia eventualmente intervenuto.

L'autore non può esser ritenuto responsabile dei risultati o le conseguenze di un qualsiasi utilizzo o tentativo di utilizzo di una qualsiasi delle informazioni pubblicate: nulla può essere interpretato come un tentativo di offrire un'opinione medica o in altro modo coinvolta nella pratica della medicina.

Questo libro descrive opinioni ed esperienze personali dell'autore. È venduto con l'avvertenza che non offre né sostituisce consulenze legali, fiscali, finanziarie o professionali di altro tipo. Chi avesse bisogno di questo tipo di consulenze, deve rivolgersi a professionisti autorizzati. Anche se ogni sforzo è stato fatto per dare informazioni con la massima accuratezza, sono possibili errori, dimenticanze e cambiamenti successivi alla data in cui è stato redatto. L'autore e l'editore non si assumono nessuna responsabilità per eventuali danni derivanti in maniera reale o presunta dall'utilizzo di questo libro.

Tutti i diritti sono riservati. Nessuna parte di questo libro può essere riprodotta tramite alcun procedimento meccanico, fotografico o elettronico, o sotto forma di registrazione fonografica; né può essere immagazzinata in un sistema di reperimento dati, trasmesso, o altrimenti essere copiato per uso pubblico o privato, escluso l'"uso corretto" per brevi citazioni in articoli e riviste, senza previa autorizzazione scritta dell'editore.

Mindfulness per principianti

Una breve introduzione (per scoprire se ti ispira)

Cos'è e cosa significa Mindfulness?

In una parola Mindfulness si può sintetizzare con **consapevolezza**, in altre parole la presa di coscienza del proprio essere riguardo a tutto ciò che è esterno a noi e che comunque è parte di noi, questo vuol dire avere il controllo dei propri pensieri e azioni, evitando che ogni negatività abbia il sopravvento.

Controllare mentalmente gli eventi negativi che possono influenzare le nostre azioni ed emozioni, con il Mindfulness si può prevenire con estrema efficacia l'insorgere di pensieri negativi, che spesso sono fonte di malessere negativo e lesivo della stabilità mentale e fisica.

La capacità di autocontrollo, quindi il monitoraggio delle proprie condizioni al fine di riflettere sui propri stati interni, in genere affettivi, cognitivi ed emozionali, questo status garantisce la padronanza delle proprie elaborazioni mentali, permettendo una maggiore flessibilità esplorativa dei nostri pensieri, quindi una rielaborazione dei contenuti che si possono cambiare da negati a positivi.

Uno stato mentale libero, perché di questo in fondo si tratta, rende ognuno di noi capace di interpretare i pensieri e sintetizzarli solo come tali e quindi non in grado di influenzare la realtà, che in termini più personali vuol dire avere la padronanza sulla propria vita.

L'atteggiamento di tale condizione è prima di tutto liberatorio, non intacca le emozioni e i pensieri negativi non possono influenzare in alcun modo le azioni né lo stato d'animo della persona, il Mindfulness rende tutto più chiaro e libera dalla confusione che normalmente i cattivi pensieri possono generare.

I principi del Mindfulness applicati alla vita quotidiana:

- Non giudicare: è una delle attività mentali chi facciamo spesso e in ogni ambito, etichettiamo le cose in negative o positive, buone e cattive, belle o brutte, piacevoli e sgradevoli, sentimenti di gioia o dolore, il giudizio altera la percezione della realtà, mentre le cose non hanno né una né l'altra condizione, le "cose" sono tali e basta.

- Accettazione: quando siamo di fronte ad una situazione spiacevole o che ci provoca disagio o dolore, solitamente tentiamo di allontanarla, evitare quello stato d'animo che provoca situazioni di disagio, ogni tentativo di evitarle non farà altro che aumentare il problema, solo accettando queste condizioni potremo liberarcene, contrastare il disagio provoca solo maggiore disagio, questo vale anche per l'accettazione di se stessi, sia per un difetto fisico o per un limite personale che può essere relativo anche al lavoro.

- Lasciarsi andare: non dobbiamo farci influenzare dalle cose negative del passato, dalle situazioni spiacevoli che in qualche modo continuano a influenzare l'oggi, occorre superare e abbandonare tutte le esperienze del passato che ci hanno segnato, come ad esempio, un torto subito che di solito porta ad avere rancore, occorre pensare al giorno che viviamo e al giorno che verrà, senza subire l'influenza negativa di delle vicende passate, solo in questo modo si può affrontare con serenità e maggiore sicurezza il nostro domani.

- Fiducia in noi stessi: essere consapevoli delle proprie capacità anche se hanno dei limiti, è uno dei principi fondamentali della pacificazione mentale, occorre distinguere in modo netto la "fiducia" dalla "speranza", la quale non aiuta, è solo un'illusione che limita le nostre azioni, mentre queste sono effettivamente in grado di apportare cambiamenti nella nostra vita.

- Avere pazienza: come noto le persone che noi consideriamo "pazienti", le guardiamo con positività, questo atteggiamento che noi consideriamo positivo, e alla base delle nostre irrequietezze quando non abbiamo pazienza, ci conduce emotivamente a essere impazienti, specie per le cose che non facciamo volentieri, come può essere un impegno o un lavoro, che durante lo svolgimento non vediamo l'ora che finisca, questo provoca situazioni di insofferenza e disagio, anche per la stessa acquisizione della pazienza occorre pazienza, ma la stessa ci aiuterà a superare ogni ostacolo.

- Non competere: la ricerca continua del risultato porta spesso a non averne uno, la continua ricerca e impegno mentale volti al risultato finale, allontanerà lo stesso perché il nostro pensiero è focalizzato al fine ultimo, occorre invece seguire gli eventi delle nostre azioni e accettarne il risultato finale sia positivo sia negativo, ma il più delle volte è soddisfacente riguardo al nostro impegno.

- Esplorare: una mentalità curiosa è quella che vive ogni cosa o situazione con curiosità, vive ogni cambiamento o momento speciale con molta intensità e la consapevolezza di viverlo integralmente, è il suo momento e la sia vita, chi ha quest'atteggiamento mentale vive ogni giorno come una festa, e così sarà la sua intera vita.

Questi i punti essenziali sui quali si concentrano il Mindfulness, atteggiamenti e proposizioni mentali in armonia con il corpo e tutto ciò che ci circonda, la realtà della vita vissuta senza il nefasto pensiero di viverla, ma semplicemente vivere.

La nostra vita contemporanea è del tutto aliena all'essenza dell'uomo, occorre slegarla da quei canoni preconfezionati che la nostra mente, più di quanto immaginiamo subisce, la vita reale è quella che viviamo ogni giorno, la mente se non armonizzata e controllata ci porta lontano dalla stessa ledendo ogni aspetto della vita vera.

I principali benefici del Mindfulness

La nostra mente è il motore delle nostre azioni, i pensieri e le emozioni condizionano ogni aspetto della nostra della mostra vita, ogni accadimento o relazione anche la più insignificante può avere effetti e conseguenze emotivamente forti e condizionanti.

Sperimento da qualche tempo i benefici del Mindfulness con risultati che neppure potevo immaginare, la consapevolezza e presa di coscienza di alcuni atteggiamenti mentali mi ha fatto vedere il mondo intorno a me con una nuova prospettiva, molto più ampia rispetto al mondo di pensare condizionato da fattori esterni.

Sono molti i benefici del Mindfulness, di seguito vi descrivo quelli più rilevanti per quanto riguarda il controllo fisico, della salute e il lavoro:

• E' possibile ridurre sensibilmente il dolore fisico fino al suo azzeramento, il talamo, struttura del sistema nervoso centrale, con l'attivazione periferica delle vie dolorifiche.

• Provoca un aumento delle endorfine e agisce nel controllo emotivo associato al dolore o alla sensazione di malessere. •

Dissocia la sensazione del dolore fisico dalle emozioni negative che questo scatena, nervosismo, ansia e paura.

• Migliora il funzionamento cardiocircolatorio, riducendo di molto la pressione delle arterie.

• Persone affette da malattie gravi possono riscontrare enormi benefici e una maggiore assimilazione delle cure terapeutiche.

• Alcune malattie purtroppo comuni si possono affrontare con un minore condizionamento emotivo e mentale, con effetti collaterali molto positivi, malattie come diabete, cardiopatie, e altre di tipo degenerativo.

• Altri problemi minori ma rilevanti dal punto di vista della qualità della vita si possono migliorare notevolmente, ad esempio la qualità del sonno, frequenti mal di testa, allergie, problemi della pelle ed eruzioni cutanee di vario genere.

• Contrasta efficacemente le dipendenze, droga, alcool e fumo si possono debellare con molta più facilità.

• Maggiore concentrazione mentale, una mente libera è anche più reattiva e lucida, questo porta benefici in senso generale e migliorano sensibilmente la qualità della vita.

Come sappiamo tutti la mente in determinate condizioni provoca malessere fisico, anche se fisicamente non abbiamo alcun problema, spesso si tratta solo un riflesso condizionato dalla paura stessa della malattia, vi faccio un esempio pratico:
"Stiamo guardando alla TV un programma che parla di malattie cardiache dove spiegano quali sono i sintomi e come si manifestano, in molti soggetti queste informazioni possono provocare dei veri e propri condizionamenti inconsci e creare di conseguenza disturbi inesistenti, un semplice mal di stomaco può diventare fobico tale da far pensare a un problema di cuore".

Ci sono fastidi fisici che per quanto normali ma non accettati come tali, per molti individui diventano delle malattie con la spinta emotiva poiché non accettano questa condizione, di fatto amplificando il problema e l'intensità del fastidio o del dolore.

La nostra mente è la sola che può farci star bene o male, un atteggiamento mentale positivo non è solo fine a se stesso, ma apporta collateralmente grandi benefici al corpo, rafforzando di conseguenza la nostra capacità psicofisica.

I vantaggi sul lavoro sono rilevanti, ogni attività di qualunque natura sia, trae grandi benefici dal Mindfulness, stessa cosa di ciò che avviene sul lato fisico, ma su un piano completamente diverto e in questo caso materiale, vediamo come possiamo migliorare la nostra vita lavorativa e quali vantaggi otteniamo:

• Mente lucida vuol dire anche prendere decisioni attente e precise, con margini di errore molto più circoscritti.

• Nei rapporti di lavoro non si subiscono le negatività dei colleghi e del proprio boss, che non influenzeranno la nostra vita o le nostre emozioni.

• Il lavoro è accettato come parte della nostra vita, evitando atteggiamenti lesivi che condizionano a punto da far sembrare il lavoro angosciante come una sorta di costrizione.

• Maggiore dinamicità nella realizzazione di nuovi progetti, senza ansie e dubbi che offuscano creando una condizione di paura per ciò che accadrà, preoccupazione del tutto inutile.

• Nei colloqui di lavoro è importante per fornire prova del carattere e mostrare al meglio le nostre qualità professionali, essere lucidi, diretti e precisi aumenta di molto la percentuale di poter ottenere il posto al quale aspiriamo.

• Mantiene in equilibrio da uno status di successo, quando gli affari e il lavoro vanno bene, tenere i piedi per terra è sempre cosa buona e giusta, gli eccessi sono spesso evocati dalle debolezze mentali.

• Gestione degli insuccessi, se abbiamo fallito in progetto, un lavoro ecc ... questo nella maggior parte dei casi provoca dei blocchi, un freno che limita nelle eventuali nuove opportunità e iniziative, con il Mindfulness invece trasformiamo un fallimento in una nuova opportunità alla cui base stanno proprio gli errori delle precedenti esperienze.

Ogni professione o lavoro anche quello con minori responsabilità e impegni, otterranno solo enormi successi da una condizione mentale in perfetta sincronia con il tutto, discernendo il tutto dalla nostra mente, in altre parole non subiamo quel facciamo ma facciamo e basta, semplice, almeno in condizioni mentali che possiamo definire, "elevate", che vanno oltre gli ostacoli invisibili e inesistenti della nostra psiche.

Si è soliti dire delle persone di successo che hanno una mente brillante, ora il termine può sembrare anche corretto, ma effettivamente non ha alcun significato oggettivo, vuol dire tutto e nulla, ma ha comunque una stretta correlazione con il Mindfulness, sì perché, quando uno ha il controllo delle proprie emozioni ed è consapevole della sua vita e di ciò che accade ogni istante, allora brillante può essere un termine sintetico per dire che uno è molto Mindfulness.

Diciamo che i benefici sono davvero innumerevoli, sia per il fisico, la mente e il lavoro, in generale in ogni aspetto della vita di ogni giorno, soprattutto nei rapporti di vita affettiva e familiare, dove anche nei momenti più difficili questi si possono affrontare con molta più facilità, senza agitazioni, nervosismo che spesso sfocia in atti d'ira a volte violenti, la persona che con la mente controlla tutto questo non solo vive con maggiore serenità, ma riesce a trovare molto più facilmente le soluzioni.

E' di primaria importanza essere ancorati al presente, al momento che passa proprio quando lo stiamo vivendo, senza che questo ci coinvolga con emozioni e cattivi pensieri, ricordandoci appunto che i pensieri sono solo tali, e non possono influenzare minimamente il momento che viviamo.

Consapevolezza di se stessi, del proprio corpo che respira in tutta autonomia e non ha bisogno della nostra mente per farlo, così la nostra vita non ha bisogno di essere condizionata dalla nostra mente, che invece va usata per migliorare ogni aspetto della nostra vita.

Una frase che ricordo e che sento molto di frequente è questa: "siamo quello che mangiamo", verissimo, ma è sempre la mostra mente a portarci ad avere una migliore qualità alimentare, è la nostra consapevolezza della qualità del nostro cibo che ci spinge e mangiare meglio, non il nostro stomaco!

Ti ha incuriosito questa breve introduzione al Mindfulness?

Vuoi leggere la versione completa del mio ebook sul metodo Mindfulness?

Ecco gli altri argomenti che tratto nel libro:

- come raggiungere una costante serenità

- come affrontare i momenti di rabbia

- come coltivare le relazioni interpersonali

- come migliorare la tua concentrazione

- come acquisire consapevolezza

- come raggiungere il peso forma controllando i desideri

- come dormire meglio

- come trovare il tempo e lo spazio per praticare al meglio il

Mindfulness quotidianamente

Ecco il link dell'ebook MINDFULNESS:
http://www.amazon.it/Mindfulness-principianti-interessati-
meditazione-consapevolezza-ebook/dp/B01AEU2SUK

ME LO FAI UN FAVORE? ^__^

Questo EBOOK ti è piaciuto? Lasciami una recensione:
https://www.amazon.it/review/create-review#

Vuoi leggere altri libri come questo GRATIS?

Iscriviti alla mia newsletter: bit.ly/miglioralatuavita

Saprai per primo se ci sono **promozioni** (spesso gratuite!) dei miei libri bestseller e nuove uscite!

Grazie e...a rileggermi! :-)

PL Pellegrino

bit.ly/KindlePellegrino

E in omaggio per te...

P.L. Pellegrino

COME MEDITARE

bit.ly/miglioralatuavita

Copyright 2015

NOTA DELL'AUTORE

L'autore di questo libro non dispensa consigli medici né prescrive l'uso di alcuna tecnica come forma di trattamento per problemi fisici e medici senza il parere di un medico, direttamente o indirettamente. L'intento dell'autore è semplicemente quello di offrire informazioni di natura generale per aiutarti nella tua ricerca del benessere fisico, emotivo e spirituale. Nel caso in cui dovessi usare le informazioni contenute in questo libro per te stesso, che è un tuo diritto, l'autore non si assume alcuna responsabilità delle tue azioni.

Tutti i diritti sono riservati. Nessuna parte di questo libro può essere riprodotta tramite alcun procedimento meccanico, fotografico o elettronico, o sotto forma di registrazione fonografica; né può essere immagazzinata in un sistema di reperimento dati, trasmesso, o altrimenti essere copiato per uso

pubblico o privato, escluso l'"uso corretto" per brevi citazioni in

articoli e riviste, senza previa autorizzazione scritta dell'editore.

Guida ad una meditazione efficace

Si sente parlare spesso in TV, in radio o su internet, di personaggi famosi che dichiarano di praticare le tecniche della meditazione come rimedio allo stress e come aiuto alla concentrazione.

In effetti tutto ciò non è una baggianata.

Ma in cosa consiste realmente la meditazione? Ed è realmente efficace? Con questa semplice guida cerchiamo di dare risposta a questi quesiti.

"Tutte le miserie dell'uomo derivano dalla sua incapacità di isolarsi in una stanza e restarsene in pace da solo."
(Blaise Pascal, filosofo, teologo e matematico francese)

Prima di tutto, il termine meditazione deriva dalla parola

latina *meditatio*, che indica appunto riflessione.

La meditazione rappresenta oggi una delle pratiche maggiormente diffuse tra personaggi famosi e gente comune e consiste in una serie di metodologie che aiutano a rafforzare la consapevolezza di sé, stimolando la propria calma interiore. Grazie a questa pratica, puoi purificare la tua mente dai pensieri negativi e dalle tensioni, aumentando di contro la sensazione di pace e di benessere.

Non a caso, la meditazione è considerata da diversi esperti, anche del mondo scientifico, come una buona abitudine quotidiana da intraprendere per apportare alla propria mente e al proprio corpo notevoli benefici.

Essa può essere utilizzata sia per conoscersi a fondo e individuare le ragioni del proprio malessere, combattendole, che per alleviare stati di forte stress emotivo, allontanare preoccupazioni e riposare la mente.

Consiste in un'abitudine semplice e vantaggiosa, che puoi svolgere sia con l'aiuto di un insegnate o in un apposito centro zen, ma che puoi intraprendere anche a casa, in auto o in qualsiasi altro luogo che maggiormente ti ispira calma e tranquillità.

Difatti, uno dei primi fattori da considerare è il luogo in cui si medita: ognuno di noi può trovare un posto che sia particolarmente stimolante per il proprio benessere e che ci faccia stare bene, che sia all'aperto o meno non importa; ma su questo ritorneremo più avanti.

Prima di esporti le diverse pratiche di meditazione che puoi svolgere occorre che tu sappia che è assolutamente sbagliato considerare la meditazione come un qualcosa che dia risultati immediati o che comunque ti cambi la vita da un giorno ad un altro; la meditazione è un processo lungo e complesso che, è sì capace di trasformare la tua persona e purificare la tua natura, ma ti "costringe" in un certo senso a fare i conti con essa e ad essere sincero con te stesso. La meditazione ti permette di lavorare sulla tua mente e sul tuo animo, di identificare le angosce che ti opprimono e di capirne le cause.

Meditare poi non vuol dire non fare nulla di pratico o semplicemente riposarsi, bensì comporta una forte capacità di concentrazione e resistenza, che si acquistano con il tempo e necessitano di un costante allenamento con la pratica quotidiana; ragion per cui non stupirti se i primi tempi non riesci a meditare per tanti minuti o se basta un niente per distrarti. Si inizia con pochi minuti al giorno e si avanza gradualmente.

Perché praticare la meditazione?

Be', la risposta non è scontata e nemmeno univoca nei suoi contenuti. Come già accennato, meditare fa sì che si riduca lo stress e si faciliti il rilassamento di nervi e muscoli, ma non finisce qui.

La meditazione comporta importanti benefici a livello mentale, tra i quali maggiore attenzione, maggiore rendimento a scuola o sul posto di lavoro, rafforzamento del proprio autocontrollo e della memoria.

A livello fisico, invece, tale pratica determina un sensibile miglioramento del metabolismo e una migliore attività cardiaca e di respirazione.

La meditazione (forse) non è la chiave della felicità, ma

essere in pace con se stessi, affrontare i problemi senza ansie eccessive e con razionalità, essere più sicuro di te e avere una buona autostima, di sicuro tutto ciò contribuirà a migliorare la qualità della tua vita e ad essere nel complesso felice e appagato.

Come meditare.

- Innanzitutto, quando ti accingi nel prendere del tempo da dedicare solo a te stesso e alla meditazione cerca di preferire la *comodità*. Indossa abiti comodi e leggeri, che non comprimono la pelle e non ti creino dei fastidi sul corpo. Per rilassarti e rilasciare le vibrazioni negative è necessario che tu ti senta a tuo agio e libero anche nell'abbigliamento. Ti consiglio di togliere anche le scarpe.

- Come già detto, anche il *luogo* in cui si medita ha la sua importanza, in quanto esso incide significativamente sulla tua capacità di astrazione dalla realtà e di concentrarti solo su te stesso e sul tuo respiro. Non è necessario che sia un luogo estremamente silenzioso o che sia sulla cima di una montagna, ciò che conta è in che modo tu ti senta in quel determinato luogo. Può essere il parco, la camera da letto oppure in giardino e in sottofondo possono esserci dei suoni bassi e piacevoli. Il tutto deve indurti calma e relax e non deve avere fonti di distrazione.

- Per i primi tempi non sforzarti di raggiungere a tutti i costi 15 o 20 minuti di meditazione, in quanto questo potrebbe risultare poi controproducente. Inizia con 5 minuti al giorno e piano piano ne estendi la *durata*. Inoltre, per tenere il conto dei minuti trascorsi, non controllare continuamente il cellulare o l'orologio, piuttosto imposta una sveglia con una melodia non assordante e soave.

- Prima di procedere alla meditazione, ti risulterà particolarmente utile *distendere il corpo*. Puoi fare dello stretching leggero e stirare i muscoli. Specialmente se passi molte ore seduto a studiare o a lavorare, effettua degli esercizi mirati per il rilassamento del collo e delle spalle.

- Assumi una *posizione confortevole*, che sia con le gambe incrociate o meno non importa; ciò che è rilevante è la tua comodità. Siediti a terra o su un cuscino e sporgi il bacino leggermente in avanti; in questo modo, la tua spina dorsale non avrà sforzi e tensioni, ma il peso sarà sostenuto dalle ossa delle natiche.

- Cosa importante è che prima di iniziare la meditazione

evita di guardare la TV, stare a contatto con smartphone, pc

e altro, bere e fumare, in quanto queste attività porteranno

a distrarti mentre la tua mente dovrebbe invece distaccarsi

da tutto ciò che fa parte del mondo materiale. Senza

contare che l'alcol e il fumo o il troppo tempo trascorso

dinnanzi ai vari dispositivi elettronici comporta danni

notevoli alla tua salute.

Una volta definite le linee generali per potersi preparare al

meglio alla meditazione, si può passare ad una semplice

esposizione delle diverse varianti di questa pratica. Occorre

sottolineare che i confini delle diverse metodologie sono

piuttosto labili e poco rigorosi, ragion per cui si possono

facilmente confondere l'una con l'altra.

1. Meditazione trascendentale.

La meditazione trascendentale è una delle forme di meditazione maggiormente conosciute e diffuse nel mondo. Essa ha origini molto antiche; si basa infatti sulle tradizioni religiose indiane e fu introdotta nel mondo occidentale verso il 1958, ad opera di Maharishi Mahesh Yogi (filosofo indiano e guru fondatore di questa tecnica). La meditazione trascendentale è particolarmente diffusa ed è praticata da soggetti che appartengono a culture, livelli sociali e religiosi diversi, è una pratica che attraversa il mondo orientale ed occidentale in modo quasi uniforme.

Inoltre, c'è da dire che fino agli anni ottanta, questa tecnica è stata l'unica forma di meditazione ad essere oggetto di studi scientifici, i quali hanno cercato di dare una risposta certa circa i suoi riscontri sulla salute umana e sul benessere dell'organismo.

La meditazione è trascendentale in quanto essa è

caratterizzata principalmente dalla ripetizione del c.d. *mantra*, ovverosia la ripetizione di una parola o di un suono che ti permette di raggiungere, appunto, la trascendenza.

Il mantra non deve essere una parola o un suono qualunque, ma deve indurti relax e soprattutto la ripetizione dello stesso deve ingenerare in te stesso energia positiva da convogliare in ogni parte del corpo e dello spirito.

La ripetizione può essere esternata tramite la voce oppure in silenzio, nella tua mente. Imparare questa tecnica non è facile da autodidatta, per cui ti consiglio di affidarti ad un maestro qualificato e seguire un corso, durante il quale la tua guida ti affiderà un mantra personale e potrai allenarti anche in sedute di gruppo.

Qualora invece tu voglia intraprendere questi esercizi liberamente a casa tua puoi seguire alcuni suggerimenti.

Per poter praticare la meditazione trascendentale ti consiglio di sederti comodamente sul letto o per terra, a gambe incrociate e con la schiena dritta. Importante: tieni gli occhi chiusi, in quanto questo ti aiuterà a distaccarti meglio da ciò che ti circonda e dalle eventuali fonti di distrazione; questo è importante soprattutto i primi tempi, poi quando avrai raggiunto un buon livello di astrazione e una buona capacità di rilassamento puoi provare a meditare anche con gli occhi aperti.

Per iniziare, una volta scelto il tuo mantra, procedi alla ripetizione per due volte al giorno per 15 – 20 minuti.

Mentre procedi, rivolgi l'attenzione al tuo respiro, segui i movimenti dell'addome e del petto mentre inspiri ed espiri e focalizzati su un punto preciso del tuo corpo. Questo esercizio a lungo andare contribuisce a darti una maggiore stabilità emotiva e a fare in modo che il funzionamento della tua mente sia più calmo e sereno; inoltre ciò aiuta a rafforzare il tuo sistema immunitario: un sistema forte e sano ti permette di essere resistente ad infezioni e malattie varie e ad avere più vitalità.

2. Relaxation Response (Risposta di Rilassamento).

Questo tipo di tecnica fu introdotta in occidente nella seconda metà del novecento da un cardiologo americano, Herbert Benson, il quale incentrò i suoi studi sugli effetti della meditazione orientale sulle attività cardiache e circolatorie.

I risultati di tali ricerche furono già in un primo momento confortanti e in un certo senso rivoluzionari, tanto da estendere tale oggetto di studio anche ad altre patologie e disturbi vari, quali cefalea, insonnia e colon irritabile.

Secondo Benson, tramite le pratiche di rilassamento, il

nostro organismo mette in funzione un atteggiamento anti-stress, in grado di proteggere la nostra salute dalle aggressioni esterne e dalle tensioni.

Anche la relaxation response prevede la ripetizione di parole e suoni per indurre il rilassamento, ma può incentrarsi anche su brevi movimenti. Questa tecnica è molto semplice da imparare, ma necessita anche di costanza nel praticarla quotidianamente per circa 20 minuti.

3. Meditazione camminata.

Un altro modo per aiutare il rilassamento consiste nel *camminare*; questa forma di meditazione sposta l'attenzione sul movimento dei tuoi piedi anziché concentrarsi sulla ripetizione di parole. La meditazione camminata è molto semplice da fare ed è facile anche praticarla con costanza nella vita quotidiana, dal momento che può essere fatta tranquillamente a casa, in un ambiente familiare e confortevole.

La casa è l'ambiente per antonomasia in cui sentirsi liberi e a proprio agio.

L'esercizio si effettua dopo aver ossigenato cervello e polmoni con dei lunghi respiri e consiste nel fare dei piccoli passi, delineando un percorso non troppo ampio e in un piccolo spazio. Il percorso da fare potrà essere di forma circolare oppure puoi avanzare piano in avanti fino a raggiungere un punto preciso, per poi girarti e ritornare nel punto di partenza.

L'importante è che mentre ti muovi osservi i tuoi piedi. Quest'ultima considerazione non è una stupidaggine priva di spiegazione: essere a piedi nudi o con delle calze leggere, osservali mentre li muovi e cammini, ti aiuterà ad accrescere la consapevolezza del legame che lega la tua mente al tuo corpo e del rapporto che c'è tra il corpo stesso e il suolo su cui cammini.

Si tratta di piccole cose, ma ognuna di esse contribuisce positivamente al tuo benessere.

4. Meditazione con i mandala.

Questa tecnica ha origini antichissime ed è anche una tecnica altamente simbolica.

Quando si parla di *mandala* ci si riferisce a dei particolari disegni circolari tibetani che rappresentano per lo più delle figure geometriche, in cui sono riportate raffigurazioni, luoghi, oggetti o lettere che sono maggiormente significativi per il soggetto che sta meditando.

Lo scopo di questa forma di meditazione è quello di collegare il mondo umano a quello divino, rilasciando la propria energia nello spazio e trasformando la propria

coscienza. In genere nella cultura tibetana, il *mandala* viene

formato con la sabbia e conservato per tutto il tempo

necessario a purificare la propria anima.

Questo processo è di durata temporanea proprio perché

temporaneo deve essere il malessere che affligge la

personalità; non a caso, una volta conclusa la meditazione,

il mandala viene distrutto.

Questa forma di meditazione concilia il silenzio e la calma

istantanea, permette di riconnettere la tua vita materiale alla

tua vita spirituale; è una forma quasi magica che colpisce

direttamente il profondo dell'essere umano.

Ma come si svolge?

Innanzitutto devi individuare i *mandala* che per te sono

particolarmente significativi e favorevoli, non importa di

cosa si tratta, basta che sia qualcosa che ti induca serenità e belle sensazioni. Una volta creato il tuo disegno, mettiti in una posizione comoda e inizia a fissare il centro del disegno; gli occhi non devono divagare o essere distratti da altro.

Fissa il centro del disegno e procedi con dei respiri lunghi e profondi, come se facessi fuoriuscire da te tutto lo stress che ti contamina, aprendoti al benessere e alla calma.

Un altro modo per meditare con i *mandala* consiste nel coinvolgere anche le mani; di fatti, con l'indice della mano destra puoi sfiorare il disegno e ripercorrerne lentamente il perimetro in un verso e ripetere l'operazione con l'indice della mano sinistra e nel senso opposto.

La meditazione con i *mandala* permette inoltre di entrare in contatto con il tuo inconscio e ricreare una positiva armonia interiore. Proprio in relazione all'inconscio, tale tecnica fu sperimentata anche da Carl Gustav Jung, psichiatra svizzero e allievo di Freud, il quale vedeva nei *mandala* un valido strumento per favorire la meditazione e la pace interiore.

5. Meditazione tramite la concentrazione.

In precedenza ti ho consigliato di iniziare la meditazione tenendo gli occhi chiusi, ma esiste in realtà pure una forma che prevede non solo di tenere gli occhi aperti ma anche di guardare, o meglio fissare, qualcosa. In genere si tratta della fiamma di una candela ma puoi scegliere anche un alto oggetto da posizionare di fronte a te e fissare mentre procedi con lunghe respirazioni.

Non è detto che tu debba focalizzare la tua *concentrazione* su qualcosa di necessariamente materiale, puoi anche chiudere gli occhi e meditare su un particolare pensiero.

Concentrarsi su un pensiero piacevole riporta dentro di te lo stesso stato d'animo provato in quella occasione; concentrarsi su un pensiero negativo o che comunque ti disturba ti permette di lavorare sullo stesso, "osservare" nella tua mente le diverse angolazioni di quella particolare circostanza e ti aiuta a non farti sopraffare da ansia e preoccupazioni.

Anche il cibo è un buon mezzo per meditare tramite la concentrazione: assaporare i vari gusti, percepire le sensazioni che ognuno di essi ti provoca, aiuta ad estendere l'attenzione anche ad altri aspetti della vita e a dare importanza a ciò che in precedenza svolgevi senza mettere a fuoco sensi e mente.

6. Meditazione tramite audio o video.

Fin qui si è parlato spesso di calma e silenzio ed infatti queste sono le principali componenti per fare una buona meditazione, sebbene anche particolari suoni o video possono essere utilizzati per rilassarti.

Quando ti posizioni nel modo che più ti aggrada x meditare puoi usufruire di registrazioni da cui ascoltare melodie soavi oppure delle voci rilassanti.

Esistono poi anche dei video che, sulla base di musiche orientaleggianti e delicate, raffigurano ambienti naturali o immagini psichedeliche su cui orientare l'attenzione e lasciarsi andare.

Anche sul web puoi trovare dei video che accompagnano la tua meditazione tramite delle voci rasserenanti e motivazionali, che stimolano la tua mente e l'abbandono delle energie negative.

7. Meditazione Mindfulness.

Di derivazione buddista (Vipassana), la meditazione Mindfulness rappresenta un altro modo per migliorare la tua capacita cognitiva e la flessibilità della tua mente.

Secondo tale insegnamento, la meditazione viene resa *consapevole*, nel senso che tramite tale pratica tu puoi riconoscere pensieri ed emozioni ed accettarli per quelli che sono.

La vita viene accettata per quello che è e lo stesso avviene con i diversi eventi a cui potresti andare incontro.

Avere consapevolezza del senso delle cose, farà in modo che dinnanzi ad una difficoltà tu non venga sopraffatto dalle emozioni e non reagisca istintivamente o "di pancia", come si suol dire; piuttosto, sarai più resistente a crisi o attacchi di stress, perché la tua mente sarà flessibile e meglio reattiva di fronte agli imprevisti.

Gli esercizi della meditazione Mindfulness sono molto semplici da fare, sono adatti a chiunque e possono essere fatti ovunque tu ti trovi. Insomma, non hanno controindicazioni.

Ti bastano solo 5 minuti al giorno da dedicare a te stesso; come già detto, non conta che tu ti sforza per tanto tempo, bensì devi puntare sulla qualità della tua meditazione.

Durante questi 5 minuti dirigi la tua attenzione sul flusso respiratorio, inspira una grande quantità di aria e rilasciala lentamente.

Spesso l'attività di <u>respirazione</u> viene minimizzata o trascurata, quasi non ci facciamo nemmeno caso, ma essa assume una notevole importanza per il benessere del nostro corpo.

La respirazione rappresenta anche un mezzo per

"igienizzare" la mente e quando ti trovi in una condizione di stress, questo meccanismo viene in qualche modo sacrificato; un flusso minimo di aria comporta meno ossigeno al cervello e quindi anche frequenti mal di testa, che vanno ad appesantire un equilibrio psico-fisico già compromesso.

Nella meditazione Mindfulness hanno importanza anche le mani e le braccia, in quanto stimolare anche gli arti rende possibile il rilascio delle tensioni che affliggono il sistema nervoso centrale.
Prova a mettere le mani per qualche minuto sotto un getto di acqua calda e strofina l'una con l'altra: la sensazione di calore unita al contatto stimola positivamente il sistema nervoso centrale, inviando a questo dei messaggi di distensione e rilassamento.

Quanto alle braccia, sollevale piano lateralmente (all'incirca all'altezza delle spalle) e nel frattempo muovi le dita delle mani; successivamente, portale in avanti all'altezza degli occhi e continuando a muovere le dita.

Ripeti questo esercizio per qualche minuto, accompagnandolo con profonde respirazioni.

Questi esercizi che ti ho esposto possono essere svolti anche con un sottofondo musicale delicato e con volume basso oppure, se intorno a te ci sono voci o dei rumori fastidiosi, puoi indossare le cuffie dell'Ipod, che però deve essere spento. Ciò favorirà la tua capacità di astrazione dall'ambiente circostante.

Detto ciò, non si può non concludere ribadendo che la tecnica della meditazione, qualunque tu voglia scegliere di praticare, rappresenta una valida alleata della tua salute mentale e fisica; la mente e il corpo sono le due facce della stessa medaglia e questa medaglia è data dall'individuo.

Se una parte dell'organismo non funziona bene, questo determinerà inevitabilmente un malessere generale che non può far altro che produrre le sue conseguenze sul rendimento delle attività pratiche di tutti i giorni. La meditazione è ottima anche per contrastare la depressione, dal momento che rafforza la tua autostima e la sicurezza che hai in te stesso.

Da qui, ne risulteranno migliorati anche i tuoi rapporti interpersonali e il tuo modo di presentarti agli altri.

Inoltre, coloro che combattono contro una dipendenza possono tranquillamente praticare questi esercizi di meditazione, poiché rafforzano la propria forza di volontà. Ovviamente, la meditazione non deve essere vista come la panacea che risolve da sola tutti i problemi, ma deve essere sorretta e accompagnata da uno stile di vita sano e regolare nonché da ulteriori aiuti, qualora alla base dei disturbi ci siano delle serie patologie.

La meditazione è un percorso lungo e consapevole, con cui la visione della tua vita cambia all'insegna della tranquillità e dello stare bene.

Sul senso della meditazione ti riporto un breve racconto di Paolo Coelho, poeta e scrittore brasiliano contemporaneo:

"Budda annunciò ai suoi discepoli: chi si sforza, chi s'impegna nella pratica della meditazione, può raggiungere l'illuminazione in sette giorni. Se non ci riuscirà, di sicuro la raggiungerà in sette mesi o in sette anni. Il giovane decise che l'avrebbe raggiunta in una settimana e volle sapere come doveva comportarsi: concentrazione, fu la risposta. Il giovane cominciò a praticare, ma dieci minuti dopo si era già distratto. A poco a poco, si mise a prestare attenzione a tutto ciò che lo distraeva e pensò che non stava perdendo

tempo, ma si stava abituando a se stesso. Un bel giorno

decise che non era necessario arrivare tanto rapidamente

alla meta, dato che il cammino gli stava insegnando molte

cose. E fu in quel momento che divenne un illuminato."

CONCLUSIONI

Ora hai a disposizione tutto ciò che ti serve per iniziare a meditare.

Ma prima di terminare questo ebook, ho bisogno di dirti ancora una cosa: non lasciare che quelle che hai letto siano solo parole, trasformale in **azioni**!

Il mio compito non è tanto quello di informarti, quanto quello di spingerti ad agire, a migliorare la tua vita, a farti crescere un passo per volta fino a raggiungere un livello che ti soddisfi pienamente.

Vivere bene non è un diritto, è un dovere.

Meriti di vivere serenamente e felice.

Ricorda: *ogni volta che avrai meditato, avrai iniziato la giornata col piede giusto!* :-)

ME LO FAI UN FAVORE? ^__^

Questo EBOOK ti è piaciuto?

Lasciami una recensione: https://www.amazon.it/review/create-review?ie=UTF8&asin=B0196T6DAG&ref_=dpx_acr_wr_link#

Vuoi leggere altri libri come questo GRATIS?

Iscriviti alla mia newsletter: bit.ly/miglioralatuavita

Saprai per primo se ci sono **promozioni** (spesso gratuite!) dei

miei libri bestseller e nuove uscite!

*Inoltre riceverai subito il link per scaricare un **ebook gratuito**!*

Grazie e...a rileggermi! :-)